MÉMOIRE

SUR

LE CHOLÉRA-MORBUS;

Par M. le Baron Larrey,

MEMBRE DE L'INSTITUT DE FRANCE, DU CONSEIL DE SANTÉ
DES ARMÉES, ETC.

PARIS,

J.-B. BAILLIÈRE, LIBRAIRE,

RUE DE L'ÉCOLE DE MÉDECINE, Nº. 13 BIS;

A LONDRES, MÊME MAISON, 219 REGENT-STREET.

1831.

MÉMOIRE

SUR

LE CHOLÉRA-MORBUS.

IMPRIMERIE DE Mme. HUZARD (née VALLAT LA CHAPELLE), RUE DE L'ÉPERON-SAINT-ANDRÉ-DES-ARTS, N°. 7.

MÉMOIRE

SUR

LE CHOLÉRA-MORBUS;

Par M. le Baron Larrey,

MEMBRE DE L'INSTITUT DE FRANCE, DU CONSEIL DE SANTÉ
DES ARMÉES, ETC.

PARIS,

J.-B. BAILLIÈRE, LIBRAIRE,
RUE DE L'ÉCOLE DE MÉDECINE, N°. 13 BIS;
A LONDRES, MÊME MAISON, 219 REGENT-STREET.

1831.

MÉMOIRE

SUR

LE CHOLÉRA-MORBUS ;

Par M. le Baron LARREY,

*Membre de l'Institut de France, du Conseil de santé
des armées, etc.*

Avertissement.

Le désir d'être utile à l'humanité et de con-
tribuer, autant qu'il est en mon pouvoir, à la
conservation de la santé de nos armées, m'a en-
gagé à mettre dès à présent sous les yeux du
public le Mémoire que j'ai adressé au commencement de cette année à l'Académie de Médecine
de Saint-Pétersbourg, moins dans la vue de traiter la question proposée par l'empereur Nicolas
sur le *choléra-morbus*, sujet de ce Mémoire, que

I

de transmettre aux médecins qui vont être dans
le cas de faire des recherches sur cette épidémie le résultat de celles que j'ai eu l'occasion
de faire dans plusieurs contrées de l'Europe, et
principalement en Italie, sur le *choléra-morbus
sporadique*, dont j'ai été attaqué moi-même à
un très haut degré (1). Comme ce genre de maladie ne diffère pas essentiellement du *choléra* de
l'Inde, par son siége dans l'économie et par ses
effets, j'ai cru que mes observations seraient de
quelqu'avantage pour la solution de la question dont il s'agit.

L'empressement que j'ai voulu mettre à faire
parvenir ce travail en Russie, ne m'ayant pas
laissé le temps de lui donner tous les dévelop-
pemens dont il pouvait être susceptible, j'ai dû
me borner à déterminer les caractères essentiels
de la maladie, et à indiquer les moyens que je
juge propres à la combattre. En le publiant aujourd'hui, tel que je l'ai envoyé à Saint-Pétersbourg, je n'aspire qu'à répandre quelque lumière
sur la route difficile que vont parcourir les jeu-
nes médecins livrés à l'étude de cette épidémie

____

(1) Chacun des médecins des commissions envoyées en
Russie et en Pologne par le Ministre de la guerre et l'Académie royale de médecine est muni d'un exemplaire de cet
opuscule.

désastreuse : puissé-je ainsi hâter et favoriser les découvertes qui pourront arrêter la marche de ce fléau, et préserver de son invasion notre belle patrie (1) !

Mémoire.

Le fléau le plus affligeant et le plus redoutable au genre humain est sans contredit le choléra-morbus, l'une de ces épidémies meurtrières qui dépeuplent les villes, les campagnes, impriment la terreur, jettent l'épouvante dans des nations tout entières, et étouffent en même temps chez l'homme, même le plus éclairé, tous les sentimens d'humanité et de philantropie qui font le bonheur des sociétés civilisées.

---

(1) En insérant ce Mémoire dans le *Recueil des mémoires de médecine, de chirurgie et de pharmacie militaires,* nous croyons être utile aux nombreux officiers de santé de l'armée. Si des combinaisons difficiles à prévoir les mettaient en présence d'un ennemi aussi redoutable que le *choléra-morbus,* ils trouveraient dans cet écrit l'exposition des moyens les plus efficaces pour prévenir ses ravages parmi les troupes, aussi bien que pour lui opposer un traitement convenable. L'auteur a d'ailleurs ajouté à son mémoire, tel qu'il fut publié dans les premiers jours de mai de cette année 1831, des notes qui en rehaussent le prix et complètent la solution de plusieurs questions qu'il n'avait d'abord qu'indiquées.　　　　(*Note du rédacteur.*)

1.

Il est en effet bien difficile de prévenir et d'arrêter la marche de ces épidémies effrayantes,
que des effluves délétères, exhalés de lieux infects ou marécageux, et sous l'action d'une température très élevée, produisent d'abord; que
des vents favorables à leur expansion, et une
continuation souvent non interrompue d'exha-
laisons méphitiques, alimentent ensuite dans
leur cours rapide. L'un des foyers les plus fu-
nestes de ces émanations est le rassemblement
et l'entassement des individus de l'espèce hu-
maine dans des lieux plus ou moins resserrés et
privés de courans d'air, tels que les églises, les
salles des spectacles, les hôtelleries, et les bazars
ou marchés : c'est ainsi que le mal se propage,
et prend un caractère d'autant plus pernicieux,
que les mesures qui sont usitées dans presque
tous les États, loin d'en atténuer les effets, l'aggravent encore, et augmentent le nombre des
victimes.

Malgré ces vérités accablantes, faites d'ailleurs
pour arrêter le zèle et le dévouement des médecins les plus philantropes, nous essaierons de
traiter l'importante question proposée par l'empereur de Russie sur le choléra-morbus qui rè-
gne maintenant dans l'Asie-Mineure, et paraît
de jour en jour s'avancer dans la Russie euro-
péenne.

Nous retracerons d'abord cette question, telle qu'elle a été annoncée dans les journaux, au commencement de novembre 1830 ; elle a pour objets,

1°. D'offrir une description claire et détaillée du choléra-morbus ;

2°. D'énumérer les causes qui le font naître ;

3°. De décrire la manière dont il se répand ;

4°. De montrer, par des expériences exactes et dignes de foi, si cette maladie se communique ;

5°. D'indiquer en conséquence les moyens de s'en préserver, ainsi que ceux de s'en guérir......

Le CHOLÉRA-MORBUS, ainsi que l'indique son nom, consiste dans une aberration de la bile et de la portion séro-albumineuse du sang. Ces fluides, accumulés dans les intestins, leur sont nuisibles par leur quantité, et surtout par leur qualité stimulante et irritante : cette irritation une fois imprimée sur les tuniques de ces organes, celles-ci éprouvent presqu'aussitôt une contraction spasmodique ou nerveuse, qui est immédiatement suivie d'un mouvement antipéristaltique, et de vomissemens plus ou moins rapprochés, avec des douleurs violentes de coliques, des crampes douloureuses dans les membres, suivies de contractions convulsives, surtout aux jambes, qu'on ne peut calmer que par une forte compression et l'application de la chaleur artificielle. Tels sont les symptômes principaux qui caractérisent le choléra-morbus, qu'on peut distinguer en sporadique et en épidémique (1).

Cette maladie, qui se déclare ordinairement tout à coup dans certaines contrées favorables à son développement, se manifeste par des nausées, des douleurs d'entrailles, des maux de tête, des vertiges, souvent des syncopes et du trouble dans les fonctions sensitives et locomotrices.

Le malade éprouve une pesanteur pénible à la région sternale, avec oppression et un sentiment de chaleur brûlante à l'estomac (fer chaud). Bientôt les coliques succèdent aux douleurs vagues et primitives; le vomissement et des déjections alvines, bilieuses, avec ténesme, surviennent et jettent promptement les sujets dans un état de prostration. Très souvent les déjections intestinales se ralentissent; les douleurs de colique et les vomissemens augmentent progressivement. Le pouls et la respiration sont d'abord accélérés; la chaleur latente se développe, la

---

(1) Bien qu'il y ait une grande analogie entre ces deux genres d'affections, on n'observe jamais dans le choléra sporadique les taches pourprées ou gaugreneuses qui se remarquent souvent aux extrémités inférieures ou ailleurs dans le choléra épidémique indien.

transspiration cutanée et l'urine se suppriment; il arrive même souvent qu'avec la suppression ou la rétention même de ce dernier liquide dans la vessie, le cours de la bile est suspendu, et que cette liqueur se trouve également retenue dans la vésicule du fiel par la contraction spasmodique, qui se communique de l'intestin duodénum au canal cholédoque : on en juge par des douleurs fixes qui se manifestent au centre et au dessous de l'hypocondre droit, et par l'absence de l'évacuation de ce liquide par la bouche et par les voies alvines; il est remplacé par des matières grisâtres, albumineuses, et quelquefois sanguinolentes. La peau est sèche et crispée, la soif est inextinguible: l'insomnie et l'inquiétude s'emparent du sujet; le ventre se tuméfie, devient douloureux; les iris se resserrent (1), la conjonctive et la peau prennent ordinairement une teinte brune, et après quelques exacerbations fébriles, le pouls devient petit, nerveux, la prostration augmente, les vomissemens se rapprochent, un froid glacial pénètre les extrémités, qui sont frappées de paralysie; enfin, les

---

(1) Le resserrement de la pupille ou de l'iris est le résultat de l'irritation ou de la phlogose des nerfs ganglionaires, qui transmettent sympathiquement leur état morbide aux nerfs ciliaires fournis par le ganglion ophthalmique.

sujets perdent connaissance, et expirent tout à coup avec tous les signes d'une gangrène intérieure. On voit rarement, avant la mort, se manifester sur différentes parties du corps des exanthèmes, tels que pétéchies et taches charbonneuses.

A l'ouverture des cadavres, on trouve une plus ou moins grande quantité de sérosité roussâtre, épanchée dans les cavités séreuses de la poitrine et de l'abdomen ; le tissu charnu de tous les muscles, en général, et celui du cœur, est ramolli ; les parois des cavités de ce dernier organe sont distendues par du sang très liquide, noir, et mêlé de molécules d'un aspect oléagineux.

Les poumons sont affaissés, de couleur bleuâtre, et les bronches remplies de mucosités sanguinolentes ; les épiploons sont tuméfiés et presque toujours parsemés de taches gangreneuses ; l'intestin grêle présente souvent une ou plusieurs invaginations qui se sont établies de bas en haut ; lorsqu'elles sont récentes, le seul déplissement suffit pour qu'elles disparaissent ; c'est ce qui fait sans doute qu'elles ont échappé aux recherches des médecins ; mais lorsqu'elles sont produites de très bonne heure, et que l'inflammation adhésive s'y est établie, alors on les retrouve tout entières : il en est qui ont deux ou trois pouces d'étendue ; les portions les plus internes sont oblitérées, et elles se frappent promptement de gangrène : nous avons trouvé dans le cadavre d'un sujet mort de cette maladie, dans le Frioul vénitien, une portion de la tunique muqueuse du duodénum formant à travers l'orifice pylorique une invagination ou une hernie dans l'estomac d'environ un pouce (1). Des fluides visqueux d'un jaune grisâtre recouvrent en plus ou moins grande quantité la surface interne des membranes muqueuses des intestins ; celles-ci sont ramollies, quelquefois perforées ou ulcérées ; le foie participe constamment de cette affection morbide ; il n'est pas rare de rencontrer dans sa propre substance des foyers purulens, et la vésicule remplie d'une bile verdâtre, résultat de la rétention qui s'y fait sans doute dans les derniers jours de la maladie ; on trouve souvent aussi la vessie distendue par une très grande quantité d'urine de couleur brunâtre.

Le cerveau reste ordinairement intact ; les vaisseaux des méninges sont injectés, et le fluide

---

(1) Nous avons compté depuis deux invaginations jusqu'à sept et huit chez des sujets qui, par suite des blessures au ventre, avaient présenté avant la mort tous les symptômes du choléra ; les observations qui constatent ces faits sont répandues dans nos *Mémoires et campagnes*.

cérébro-spinal est seulement plus abondant que dans l'état normal.

Les causes du choléra-morbus peuvent être distinguées en prédisposantes et en déterminantes. Lorsque cette maladie se montre tout à coup sous un caractère épidémique, elle est le résultat de l'action pernicieuse des transitions brusques d'une très grande chaleur à une température basse et humide. Si à cette cause il se joint en même temps une masse plus ou moins grande d'effluves méphitiques, qui surviennent par des pluies d'orages, sur des terrains où croupissent des animaux putréfiés, tels que ceux où ont existé des lacs d'eau douce, des cimetières et des marais desséchés; si ensuite des vents chauds s'élèvent et marchent dans la direction des habitations, le mal s'aggrave et se propage rapidement.

L'usage immodéré des viandes ou des poissons salés, des céréales ergotées, des fruits non mûrs ou dans un état de putréfaction, des liqueurs alcooliques, les vapeurs métalliques ou narcotiques vénéneuses, la malpropreté et la misère sont les causes déterminantes.

Les premiers effets de ces causes, surtout des transitions brusques de la température, sont de supprimer la transpiration des individus, très abondante dans les climats chauds, et de la ré-

percuter vers les intestins et l'organe hépatique.
Les tuniques et le parenchyme de ces organes
sont d'abord frappés d'une sorte de fluxion par
la présence de ces principes hétérogènes, d'où
provient un travail d'irritation et d'inflammation
latente qui se concentre spécialement dans la
propre substance du foie et les corps glandu-
leux des intestins; la sécrétion de la bile et celle
des sucs gastriques et intestinaux sont excitées;
les fluides deviennent abondans, ils s'altèrent
par l'effet de la chaleur animale et d'une sorte de
fermentation; les membranes des intestins s'ir-
ritent, et cette irritation se concentre spécialement sur les tuniques musculeuse et nerveuse;
les intestins grêles surtout éprouvent bientôt un
mouvement de contraction convulsive qui dé-
termine le mouvement antipéristaltique dont
nous avons parlé, lequel se propage à l'embou-
chure des conduits biliaires qui se crispent, et
à l'estomac, qui se contracte avec plus ou moins
de violence, selon le degré d'irritation. Si, dès
la première période de la maladie, on n'a pas le
bonheur de faire cesser ce travail d'irritation,
ce mouvement antipéristaltique s'accompagne
d'invagination ou d'intussusception des circon-
volutions de l'intestin grêle. Dès lors le danger
augmente, les accidens s'aggravent et marchent
progressivement, l'inflammation s'étend à la

membrane séreuse qui contracte des adhérences mutuelles, tandis que les villosités de la muqueuse, formées principalement par un réseau veineux, se décomposent par une sorte d'érosion ou de putréfaction, que déterminent la bile et les autres fluides très âcres répandus dans le canal alimentaire, et ces altérations villeuses ou muqueuses sont quelquefois accompagnées d'émission de sang noir qui se mêle aux matières bilieuses et intestinales, et produit les vomissemens violens qu'on remarque pendant la troisième période de la maladie.

L'invagination produite, il survient étranglement dans un ou plusieurs points du tube intestinal ; l'irritation se propage à tous les organes de la vie intérieure et jusqu'aux membranes séreuses du crâne et du rachis ; l'encéphale en est excepté (1) : aussi les facultés intellectuelles se

---

(1) L'irritation des organes de la vie intérieure, quelque forte qu'elle soit, ne se propage point au cerveau, ainsi qu'on le pense, à moins que les mêmes causes n'agissent en même temps sur ce dernier organe et ceux déjà affectés. Le tétanos traumatique même, qui a principalement son siége dans les nerfs encéphaliques, ne porte aucune atteinte au cerveau, la moelle épinière seule participe à cette névrose. La nature paraît avoir établi une ligne de démarcation entre l'encéphale et les autres organes de la vie intérieure : cela tient sans doute à ce qu'il ne reçoit point de

conservent-elles chez les malades, jusqu'à ce que le sang, n'étant plus vivifié par l'oxigène absorbé dans les poumons engorgés par l'effet de l'irritation sympathique, se carbonise et aille infecter le cerveau. A cette dernière cause délétère se joint, lorsque la rétention de l'urine est établie, une vapeur urineuse qui parcourt tous les systèmes, et qu'on peut considérer comme le résultat du séjour prolongé de cette liqueur dans la vessie (1).

C'est dans cette troisième période, et dans le choléra de l'Inde, que peuvent naître des exanthèmes; c'est aussi le moment où la contagion peut avoir lieu (2); cependant elle n'offre point

---

nerfs du système ganglionaire, ou s'il en est qui accompagnent les artères basilaires et les carotides, ils doivent être extrêmement subtils, car ses substances sont insensibles au contact des agens extérieurs. Il n'en est pas de même des méninges, qui sont au contraire très accessibles aux effets de l'irritation des autres membranes séreuses, avec lesquelles elles ont des communications ou connexions nerveuses intimes.

(1) On trouvera dans nos Mémoires plusieurs exemples de ces métastases urineuses s'étant propagées jusqu'aux points les plus éloignés de leur source, surtout lorsque, par suite d'une crevasse ou d'une plaie à la vessie, l'urine s'est infiltrée dans le tissu cellulaire. Dans ce cas, le principe urique parvient même jusqu'au cerveau.

(2) On peut annoncer avec certitude que toute fièvre ou

l'activité de la contagion pestilentielle, il est même facile de s'en garantir en prenant les précautions qui seront indiquées plus loin.

Enfin, par le défaut de principe vital qui existe alors, et par les effets de l'engouement des intestins, toutes les fonctions s'affaiblissent, le stimulus nerveux est neutralisé, et le sujet ne tarde pas à périr. Tels sont, en abrégé, le siége et la marche de cette maladie, qui, comme l'on voit, a beaucoup de rapport avec la fièvre jaune.

Maintenant, quels sont les moyens à mettre en usage pour en arrêter les progrès, la propagation, et conduire les malades à la guérison?

Lorsqu'une grande épidémie se déclare, telle que celle qui vient d'éclater dans l'Asie-Mineure, il faut promptement, et autant que possible, soustraire les populations aux causes générales qui la produisent, soit en les éloignant, soit en les isolant de ces causes. En les supposant atmosphériques et locales, il faut faire cam-

---

épidémie accompagnée d'exanthème a un véritable caractère contagieux. Sans doute que la contagion est relative à chaque espèce de maladie et se fera avec plus ou moins de facilité et de promptitude selon une infinité de circonstances. (Voyez notre *Mémoire sur la peste* et nos *Considérations sur la fièvre jaune.*)

per les habitans des villes et des villages situés
dans le trajet, et exposés aux courans des effluves
délétères, sur des lieux élevés, aérés, et dans de
grands espaces; empêcher le rassemblement des
individus dans des lieux chauds et humides et
privés de grand air; faire fermer immédiatement
tous les établissemens publics pour qu'il ne s'y
fasse point de rassemblemens; recommander
l'exercice et la plus grande propreté; faire laver
le corps des individus sains et même malades
avec du vinaigre camphré, à la température
convenable, selon la saison; faire établir les
marchés loin des habitations, ainsi que les usi-
nes propres à la confection du pain et des alimens, qu'il faut tirer des animaux adultes et des
végétaux; faire supprimer toutes les liqueurs
alcooliques et fermentées, comme étant généralement nuisibles; à l'exemple d'Hippocrate,
faire allumer de grands feux sur lesquels on ver-
sera du soufre, si l'on est à portée d'en avoir (1),
et qu'on établira à l'entrée des villes dans la di-

---

(1) L'auteur de ce travail a remarqué que les habitans
voisins des sources d'eaux thermales sulfureuses étaient
préservés des épidémies qui régnaient dans la contrée où
existaient ces établissemens thermaux : les bestiaux qui se
trouvaient également dans cette atmosphère sulfureuse
étaient préservés des épizooties.

rection des vents pernicieux, sur les places publiques et dans les carrefours; parfumer les habitations avec une pâte séchée, faite d'un mélange de soufre pulvérisé, de sel de nitre et de
camphre à parties égales, mêlés par trituration,
avec addition d'une suffisante quantité d'alcool
de lavande; s'habiller en été de toile de lin, et
d'étoffe de poil de chèvre double en hiver; éviter de porter des fourrures, du coton et de la
soie.

Des cordons sanitaires seront utiles sans
doute, mais ils ne doivent pas présenter la ri-
gueur que commandent les réglemens en usage.
Dans cette mesure militaire, on ne doit avoir en
vue que d'empêcher les émigrations ou la fuite
des peuples d'un lieu à un autre : chacun doit
rester dans sa patrie, non dans son habitation
propre, si elle est insalubre, mais à portée d'y
prendre les secours nécessaires à son existence,
après avoir établi sa résidence dans la tente ou
dans les baraques, au grand air et sur un ter-
rain sec, pourvu d'eau potable. L'autorité, en
même temps qu'elle fait exécuter cette mesure,
doit s'occuper des moyens d'assurer les subsis-
tances à ces mêmes habitans, en faisant établir
des manutentions banales et des marchés publics, de manière à prévenir des rassemblemens
et l'encombrement des individus; elle doit dé-

fendre surtout ces cérémonies religieuses qui
les produisent toujours, et frappent défavora-
blement les esprits, car la terreur est l'une
des causes concomitantes les plus fâcheuses
de ces maladies. C'est ainsi que les armées de
Napoléon, qu'on avait soin de faire camper dans
des lieux favorables, se sont préservées partout
de causes endémiques qui les produisent (1).

Pour les malades, il faut établir des hôpitaux
ou lazarets, où ils doivent être traités d'après
les préceptes qui vont être posés; du moins,
c'est l'opinion de l'auteur de ce travail. Ces établissemens doivent être isolés autant que possible, percés de toutes parts, pour entretenir de
libres courans d'air. Il faut conserver des espaces assez grands entre ces malades, ayant
même soin de réserver, dans la partie la plus

---

(1) Pendant le séjour prolongé que nous fîmes dans la
Basse-Pologne, au commencement du printemps de 1807,
l'empereur Napoléon fit camper l'armée et sa garde sur les
terrains les plus salubres de cette contrée marécageuse. Le
camp de la garde fut construit, par les soldats eux-mêmes,
au revers d'une colline, près du quartier général de Pin-
kenstein. A notre départ, ce camp fut occupé par les habitans de tous les villages voisins. Cette mesure préserva
immanquablement nos troupes d'une fièvre pourprée qui
s'était déjà manifestée dans quelques cantonnemens mal-
sains. (Voyez la *Campagne de Pologne*, t. iii.)

isolée et la plus aérée du bâtiment, des salles particulières pour ceux qui se trouvent atteints d'exanthèmes, pour le traitement desquels les médecins ont besoin de prendre quelques précautions. Ces précautions consistent à parfumer le pourtour des lits avec les pastilles que nous avons indiquées, à les arroser, ainsi que le corps des malades, avec le chlorure de chaux (eau de Labarraque, connue du monde entier), et à se laver fréquemment avec le vinaigre camphré. Il est bon que le médecin porte, pendant sa visite ou le pansement qu'il doit faire, une tunique de toile fine de lin légèrement gommée, et un bonnet de la même toile; qu'il ait le soin de laver ses instrumens dans une liqueur spiritueuse lorsqu'il s'en sera servi, et d'éviter de humer le moins possible les émanations du malade, qu'il faut faire découvrir à l'avance, pour les laisser évaporer loin de ses voies respiratoires (1).

---

(1) Il est fort inutile de répéter les expériences que quelques médecins irréfléchis ont faites pour chercher à prouver que ces maladies ne sont nullement contagieuses. La plupart de ces expériences, suggérées par l'ostentation ou des motifs politiques, sont presque toutes ridicules, et il sera facile de le prouver par les plus simples réflexions.

La peste, la variole, la rougeole, etc., se communi-

Pour ouvrir les cadavres, ce qui doit se faire
en plein air, on attendra que les corps soient
refroidis; on les aspergera avec le chlorure de
chaux, et on en lavera les entrailles : les miasmes

---

quent autant par les miasmes morbides exhalés du corps
des individus qui en sont atteints, lorsque le mal est par-
venu au troisième degré, que par le contact médiat ou
immédiat plus ou moins prolongé. Ces miasmes peuvent
passer, selon une infinité de circonstances, dans le corps
des individus sains, tant par la respiration ou les pores cu-
tanés que par l'inoculation que l'on peut faire de la matière de l'exanthème sous l'épiderme de ces individus, à
l'aide de la lancette ou de tout autre moyen.

Ainsi, la vraie manière de faire ces expériences, que je
ne conseillerai néanmoins à personne, serait de s'inocu-
ler, par une incision convenable à la peau, la matière des
exanthèmes, à la manière de Whyte, médecin de l'expédition anglaise en Égypte, lequel mourut le neuvième jour
de son inoculation, ou de se mettre en contact avec le malade sous la couverture de son lit, à l'instar du célèbre
Valli, médecin italien.

La dégustation des substances excrémentitielles de ces
malades, en outre qu'elle est dégoûtante, ne peut avoir
aucun résultat; car l'urine ou les excrémens de ces individus détruisent nécessairement ou neutralisent ces miasmes
particuliers dont nous avons parlé, et leur ôtent par la même
raison toute propriété contagieuse. Le sang lui-même ino-
culé ne peut produire d'autre résultat.

Il est donc superflu et ridicule de faire de telles expériences.

qui s'exhalent des corps encore chauds ont un caractère contagieux; la putréfaction présente moins d'inconvéniens.

Quant au traitement particulier des individus atteints de la maladie (choléra-morbus), qu'on pourrait appeler, avec juste raison, phlegmasie nerveuse des intestins avec intussusception, nous le considérerons selon les trois degrés différens que cette maladie présente, son invasion, son état et sa terminaison.

Première période. Dans ces épidémies, il est rare que la saignée générale soit indiquée : l'expérience m'a prouvé qu'elle est généralement funeste; elle a augmenté le nombre des victimes de la peste en Syrie, lors de l'expédition française en Égypte, tandis que les saignées révulsives, faites le plus près possible des points enflammés, qu'on gradue à volonté, sont parfaitement indiquées et très salutaires dans cette première période : elles se pratiquent à l'aide des ventouses scarifiées, qu'il faut poser à la nuque, à l'épigastre, sur les hypocondres, aux régions dorsales, et sur les flancs (parties latérales du bas-ventre). L'application successive doit s'en faire de haut en bas, en suivant la marche du fluide électrique animal du pôle positif au pôle négatif : il n'est point de moyen plus propre à faire cesser l'irritation nerveuse,

à déplacer la cause immédiate de l'inflammation , à prévoir ou à faire déplisser l'invagination de l'intestin, et à rétablir ses mouvemens péristaltiques; par cette légère saignée révulsive on prévient ainsi la rétention de la
bile dans la vésicule, et l'accumulation de l'u-
rine dans son réservoir. La manière la plus sim-
ple, la plus commode, la plus économique et
la plus prompte de poser les ventouses est de
se servir d'un verre commun, dans lequel on fait
brûler une pincée de filasse (chanvre fin) pour
y établir le vide, et après avoir fait injecter les
vaisseaux capillaires du cutis, on les coupe avec
l'extrémité arrondie d'un rasoir, en faisant des
mouchetures horizontales et parallèles sur toute
l'étendue de la région où l'on a produit un éry-
sipèle artificiel; l'on ôte ensuite tout le sang
qu'on désire, en appliquant de nouveau la cu-
curbite sur les mouchetures. Les sangsues ne
peuvent remplacer ces ventouses; elles ont d'ailleurs des inconvéniens. (Voyez ma *Clinique chirurgicale.*)

A l'application de ces ventouses scarifiées, il
faut faire succéder, suivant la saison, des réfri-
gérans sur la tête et même de la glace, des bains
émolliens tièdes, s'ils sont praticables, les boissons mucilagineuses, froides ou à la glace, si la
température est très élevée; il faut acidulor lé-

gèrement ces boissons avec l'acide hydrochlorique, l'acide sulfurique purifié, ou les acides végétaux : ces acides, surtout les deux premiers, ont la faculté de neutraliser les principes alcalins de la bile, qui surabonde dans le tube intestinal, de prévenir la décomposition du tissu villeux de la membrane muqueuse, et d'augmenter les propriétés vitales de ces organes. On peut alternativement employer le carbonate de soude mêlé à l'acide citrique (la potion de Rivière), ou la magnésie; il faut encore faire frictionner fréquemment toute l'habitude du corps avec du vinaigre camphré, chaud ou froid, selon la température; faire administrer le matin à jeun des lavemens émolliens et anodins, à peine tièdes; frictionner journellement le bas-ventre avec un mélange d'huile d'amandes douces ou de pavot et de laudanum; envelopper le corps dans des flanelles, et favoriser la transpiration cutanée par la chaleur artificielle.

On répète les saignées révulsives, s'il y a lieu, et on insiste sur l'emploi de tous les moyens antiphlogistiques, jusqu'à ce que la pyrexie soit vaincue.

A cette époque, ou immédiatement après la première saignée révulsive, on peut employer avec avantage les anodins combinés avec de légers diaphorétiques spiritueux, tels qu'un mé-

lange d'extrait gommeux d'opium et d'alcool de
mélisse ou de menthe. Il faut donner le narco-
tique à haute dose pour qu'il produise l'effet
désiré; car dans les névroses on n'obtient de
bons résultats de l'emploi de ce médicament que
lorsqu'on l'administre sans crainte, comme dans
le tétanos. D'ailleurs, on fait prendre ces po-
tions, par cuillerées, à des distances plus ou
moins rapprochées.

Deuxième période. Dans la deuxième période,
si les signes de l'invagination sont dissipés et
qu'il y ait eu des évacuations alvines, la maladie
est jugée favorablement; on seconde alors la nature par de légers laxatifs anodins, tels que
l'huile de castor (ou ricin) combinée avec les
sirops d'œillet et de chicorée à petites doses, et
quelques grains de calomélas, depuis trois jusqu'à six. Si la résolution paraissait vouloir se
faire attendre, on poserait des moxas sur l'épigastre et sur les flancs, en y procédant de haut
en bas. (Pour le mode d'application, voyez encore la *Clinique chirurgicale.*)

A défaut des moxas, moyens très puissans et
très efficaces, on peut appliquer de légers vésicatoires volans, composés de mouches cantha-
rides et de camphre à parties égales : on les pose
par l'intermédiaire d'un morceau de gaze imbi-
bée d'huile d'amandes douces, mais il ne faut

pas enlever l'épiderme. Il est nécessaire d'entretenir ces émonctoires. Comme à la fin de cette
période la rétention de l'urine se produit par
l'effet de l'affection paralytique ou inflamma-
toire qui s'empare des nerfs ganglionaires qui
se rendent au corps de la vessie, il est nécessaire
de passer une sonde de gomme élastique dans
sa cavité, et de l'y maintenir jusqu'à la cessation
de tous les accidens.

Troisième période. A la troisième période, il
faut substituer aux boissons délayantes des in-
fusions aromatiques ou de quinquina loxa en
poudre (six gros pour un litre d'eau distillée, à
faire infuser pendant vingt-quatre heures au
bain-marie, et on filtre la liqueur), le sulfate
de quinine administré à petites doses, du bon
bouillon et un peu de vin généreux ou de café
léger; on répète, s'il est nécessaire, l'application
des moxas posés à la région épisgastrique, sur
les flancs et sur les côtés de la colonne vertébrale. Il faut promptement séparer les convalescens des malades, et les envoyer, autant que
possible, à la campagne ou dans des lieux salubres.

La maladie ne présente aucun caractère contagieux jusqu'à la troisième période, encore
faut-il qu'elle soit compliquée d'exanthèmes :
ainsi les médecins et le public peuvent, avec

confiance, prodiguer leurs soins aux malades. Tous les moyens que nous avons indiqués étant administrés à propos et méthodiquement, on arrête les progrès du mal, dont la terminaison, toujours plus ou moins heureuse, ranime le courage et la confiance, et l'on est disposé alors à se prêter de mutuels secours.

Une grande propreté, une activité permanente, la sobriété en toutes choses, l'usage du café, et la tranquillité d'esprit ou le courage, suffisent au médecin pour se préserver de toute contagion, presque toujours illusoire. L'auteur de cette notice n'a jamais cessé de fréquenter les pestiférés nombreux au milieu desquels il s'est trouvé à différentes époques; il a opéré avec sang-froid les charbons et les bubons qui accompagnaient la maladie. Les bubons doivent être ouverts avec un couteau (cautère cutullaire) rougi au feu; il faut extirper le charbon, et passer dans la plaie le cautère actuel (en supposant que de tels exanthèmes se manifestent, ce qui arrive rarement).

Le choléra-morbus sporadique ne diffère pas essentiellement de celui dont nous venons de tracer rapidement les principaux symptômes; cependant ce dernier a souvent une intensité si grande, qu'on a à peine le temps de les observer; les sujets périssent en quelques heures, ainsi que nous l'avons vu pour la peste : dans tous les cas, il faut se hâter de remplir promptement les indications qu'offre la maladie, selon le degré où elle est parvenue.

En résumé, on peut assurer qu'on retirera les plus grands avantages dans la première période, si l'on est appelé à temps, des saignées révulsives, du régime adoucissant combiné avec les narcotiques donnés à haute dose, et des émolliens à l'extérieur; dans la deuxième, des minoratifs et de l'application de révulsifs d'abord légers, et successivement plus ou moins forts, selon la nécessité.

Dans la troisième période, il faut insister sur ces révulsifs et sur de légers toniques, pris surtout dans les différentes préparations de quinquina.

C'est à la fin de cette période que la contagion pourrait avoir lieu, si la maladie était accompagnée d'exanthèmes, et surtout si elle devait se terminer par la mort. Dans cette occurrence, il est prudent d'isoler le moribond, et de répéter les fumigations antiseptiques qui ont été indiquées. Dans le cas d'une terminaison heureuse, il ne faut pas oublier de séparer promptement les convalescens des autres malades.

L'auteur de ce Mémoire a essuyé lui-même le choléra-morbus sporadique le plus intense, oc-

casioné par une transition brusque de la température de son appartement dans une nuit d'o-
rage, en automne, et par l'absorption des vapeurs métalliques d'une couleur encaustique
étendue sur le plancher de cet appartement, l'a-
vant-veille de la nuit où les accidens se décla-
rèrent. Dans le cours de cette maladie, qui a
présenté les trois périodes distinctes, l'auteur a
éprouvé tous les symptômes décrits dans le Mémoire : il a dû son salut à l'application réitérée
sur le ventre des ventouses scarifiées, aux bains
émolliens, gélatineux, aux anodins aromatiques pris intérieurement, et aux vésicatoires
volans.

La situation topographique de la France est
si avantageuse, qu'on a peu à craindre l'introduction dans cette contrée du choléra-morbus
ou de toute autre épidémie pestilentielle. Nous
ajouterons néanmoins à notre mémoire quelques vues prophylactiques qui ne seront pas
inutiles; mais avant de les exposer, nous nous
arrêterons quelques instans sur la topographie
de notre pays.

En effet, si l'on remarque que la France, pays
unique sur la terre par cette situation heureuse,
est séparée de l'Espagne, de l'Italie, de la Suisse
et de toute l'Allemagne par une série non interrompue de chaînes de montagnes très élevées et

dont les sommets sont presque toujours cou-
verts de neige, en sorte que les routes de com-
munication de ces diverses contrées dans la nôtre suivent les gorges flexueuses de ces montagnes sillonnées par des rivières ou des torrens
d'eau limpide et glaciale, ou par des ruisseaux
des eaux minérales qui surgissent en grande
quantité du revers septentrional de ces monts
antiques, on aura lieu de se rassurer. Enfin,
les gorges, en débouchant sur notre territoire,
reçoivent un courant d'air du nord-ouest, du
nord et du nord-est, d'autant plus frais qu'il
est condensé par les glaces qui sont habituelle-
ment sur ces monts, et cet air est d'autant plus
purifiant, qu'il est saturé presque partout de
vapeurs sulfureuses et nitreuses qui s'exhalent
des sources thermales, de telle sorte que les
miasmes pernicieux qui, dans certaines contrées orientales de la terre, alimentent ces épidémies, ne peuvent exister sur ces routes, où ils
sont entièrement neutralisés. Les voyageurs eux-
mêmes qui seraient partis de ces foyers pestilen-
tiels pour se rendre en France seraient nécessairement purifiés en traversant ces montagnes,
à moins que de grandes masses d'hommes, telles
que des armées étrangères, ne fissent des érup-
tions soudaines, et ne se répandissent rapidement sur notre territoire : nous aurions alors

deux ennemis pour un à combattre. Ce point est trop important d'ailleurs pour qu'il ne fixe pas en ce moment toute la sollicitude du Gouvernement.

Mais en supposant que l'introduction de ce fléau puisse se faire par les ports de mer, ce qui est aussi peu vraisemblable, surtout pour les ports de l'Océan, les mesures sanitaires y sont si bien observées, que cette introduction nous paraît extrêmement difficile ; et, dans tous les cas, le mal y serait bientôt circonscrit et traité avec un tel succès par la médecine rationnelle, connue de tous les médecins français, qu'on ne peut avoir aucune crainte sur son expansion dans l'intérieur du pays. La peste qui, en 1720, se déclara à Marseille, ne prit un caractère si pernicieux que parce qu'elle se trouva alimentée par des foyers d'infection que recelaient alors cette cité et une grande partie du bassin qui l'entoure. Néanmoins, elle s'arrêta d'elle-même aux limites de ce bassin insalubre, que des constructions, des plantations nouvelles, des canaux d'irrigation et d'autres mesures hygiéniques ont maintenant entièrement fait disparaître.

D'ailleurs, le sol de la France, dont la culture est portée au plus haut degré de perfection, est traversé, dans toutes les directions, par des canaux multipliés, des rivières nombreuses et de grands fleuves, plus ou moins rapides, qui déterminent autant d'effluves aériformes, propres à purifier l'atmosphère de cette riche et belle-patrie. L'heureuse application qu'on a faite, depuis la révolution de 1789, des règles d'hygiène et des mesures de salubrité sur toute la France a tourné au profit des habitans. En effet, cette grande révolution a eu, sur ce point, pour principaux résultats l'isolement des cimetières au loin et au nord des cités et des villages; la disparition des fumiers, qu'on entretenait jadis dans les carrefours et dans presque toutes les rues des communes; la construction de canaux nombreux, qui établissent des communications directes entre les deux mers et les principaux fleuves. Le perfectionnement dans l'architecture des habitations, l'agrandissement des routes, et le changement favorable qui s'est opéré dans l'habillement et le régime des habitans des campagnes, ont autant contribué que la vaccine à faire disparaître de notre sol ces épidémies varioliques ou miliaires pourprées si communes autrefois. Ainsi, tout considéré, on peut être dans une sécurité parfaite sur l'invasion et la propagation du choléra-morbus en France.

Aussi voyons-nous, et par comparaison, que

cette maladie n'a exercé des ravages que dans les
lieux fangeux et infects de certaines contrées de
l'Asie-Mineure, de la Russie et de la Pologne
que nous connaissons, et sur des masses de soldats mourans de faim, abreuvés par du mauvais
chenaps, entassés dans les granges ou les éta-
bles, couchés sur la terre ou sur le fumier, et
dépourvus de couvertures : aussi cette maladie
s'est-elle compliquée du typhus nosocomial et
perdait-elle souvent son caractère primitif pour
prendre celui qui lui était imprimé par toutes
les causes concomitantes. Nous avons vu un
grand nombre de fois les épidémies se dévelop-
per avec une force effrayante, plus rarement
dans nos armées que parmi les masses de prison-
niers des nations avec lesquelles nous nous som-
mes trouvés en guerre, telles que les Anglais,
les Espagnols, les Autrichiens et les Russes.
(Voyez l'*Histoire de nos campagnes.*)

Dans toutes les épidémies, les symptômes pré-
dominans étaient presque toujours les vomissemens plus ou moins rapprochés, les coliques
violentes, des flux dysentériques, la prostration des forces et le froid des extrémités. Les
épidémies que nous avons vues en Espagne, en
Italie, en Allemagne, en France, lors de notre
retour des campagnes de Russie, et celle qui régnait en Irlande, en 1827, lors de mon voyage

en Angleterre, ont présenté, à quelques variations près, ces principaux caractères. Sans doute que si, dans ces circonstances, on eût prononcé le nom de choléra-morbus, il aurait été difficile d'en contester l'existence.

Aujourd'hui, il n'y a pas de nation sur le globe chez qui la civilisation, l'industrie et l'activité soient portées à un plus haut degré de perfection, et nul pays, si j'en excepte l'Angleterre, où les règles d'hygiène soient mieux observées. La propreté, la sobriété surtout, préservatifs de tous les genres de maladies, sont les premières qualités des citoyens français ; et, bien que le bon vin soit devenu la boisson commune du peuple tout entier, la hideuse ivresse ne s'y montre jamais, et c'est à peine si l'usage du tabac lui-même se conserve encore chez un petit nombre d'oisifs.

Les lumières se sont tellement répandues dans toutes les classes de la société, que chacun sait parfaitement se prémunir contre les causes des maladies : aussi sommes-nous en exubérance d'une population superbe et bien portante ; on en restera convaincu par le million d'hommes armés qui vient d'être mis sur pied, et qui s'est levé spontanément.

D'ailleurs, quel pays est plus riche que le nôtre en médecins éclairés qui concourent si puis-

samment au maintien de la salubrité publique?
Cependant il n'est pas moins important de redou-
bler de zèle et de surveillance pour prévenir
l'invasion du choléra-morbus ou de toute autre
épidémie étrangère.

Dans cette occurrence, et pour remplir ses
vues prophylactiques, l'Autorité devrait, au pre-
mier signal d'invasion d'une de ces épidémies,
surtout pendant les chaleurs de la canicule, faire
fermer les lieux mal aérés, où se font de grands
rassemblemens d'individus, tels que les spectacles, les églises, les maisons de jeu; faire cesser
ou prévenir l'encombrement des hôpitaux, des
casernes, des prisons; ordonner des fumigations
guitoniennes, journalières, dans tous ces établissemens; faire balayer une ou plusieurs fois
par jour les places, les carrefours et les rues
des villes et villages; multiplier les fontaines
publiques et les bains; recommander à tous les
habitans de se tenir dans un état de propreté
permanente, par des lotions savonneuses et
d'eau vinaigrée.

Se prémunir contre la fraîcheur des nuits et
s'entretenir dans un état de transpiration habi-
tuelle; faire usage, le matin à jeun, de quelques
tasses d'une infusion amère ou de café ordinaire
mêlé à un peu de café de chicorée; éviter sur-

tout l'usage des viandes salées, des liqueurs alcooliques, de celles non fermentées, et se nour-
rir d'alimens légers, de légumes aqueux et de
laitage.

Renouveler le linge de corps le plus souvent
possible, et ne point porter de fourrures d'aucune espèce, ni d'étoffes de soie.

Faire camper au grand air, sur des terrains
salubres, élevés et pourvus d'eau potable, les
troupes rassemblées dans les villes frontières
ou resserrées dans des casernes mal aérées ou
insalubres; maintenir le soldat comme le mate-
lot dans une activité permanente.

C'est par de telles mesures que le grand capi-
taine du siècle entretenait et la santé robuste
dont jouissaient ses soldats, et l'industrie remar-
quable qui les distinguait des troupes des autres nations, et cette ardente bravoure qui leur
faisait surmonter tous les obstacles et tous les
dangers.

Il y avait très peu de soldats de la Garde im-
périale qui ne fussent en état de faire toutes
sortes de métiers.

Enfin si, contre toute attente, le choléra ve-
nait à se manifester dans quelque coin de la
France, il faudrait se hâter de faire établir des
lazarets commodes pour y traiter les malades et
les isoler de la société; ensuite on leur ferait

subir le traitement rationnel que nous avons
tracé dans cet opuscule.

———

Les documens que nous possédons sur le
choléra-morbus sont de deux ordres : les uns,
recueillis au loin, en Asie, par des médecins
étrangers, pour la plupart anglais, sont déjà an-
ciens, et ont reçu de fréquentes publications;
les autres, plus récens, encore peu nombreux,
mais qui se multiplient chaque jour, datent de
l'invasion du fléau qui nous préoccupe et nous
inquiète dans les contrées septentrionales de
l'Europe. Ces derniers nous sont transmis par
des observateurs qu'un admirable sentiment de
philantropie, ou la sollicitude éclairée du Gouvernement, a portés à se jeter au milieu de
l'épidémie, afin d'en étudier les caractères, d'en
suivre les ravages, et surtout de rechercher les
moyens prophylactiques et curatifs qu'on peut
employer avec le plus de succès pour le combattre.

Parmi les écrits qui résument en quelque sorte
les données de la première époque, le mémoire
de M. Kéraudren, médecin en chef et inspecteur
général du service de santé de la marine, doit
être spécialement cité, à raison des détails pa-
thologiques fort exacts et des préceptes judi-

cieux de thérapeutique qu'il contient. Mais depuis l'époque où cet écrit fut publié, la science
a fait quelques progrès; des ouvertures de cadavres ont été pratiquées; et en se rappro-
chant de nous, le mal a pu être soumis à une
investigation plus immédiate, qui laisse entrevoir l'époque où il sera mieux apprécié et mieux
connu.

Tout ce qui a été écrit depuis quelques mois,
par nos compatriotes envoyés en Pologne, soit à
des correspondans particuliers, soit à l'Autorité,
soit aux sociétés savantes et aux journaux, sur le
choléra-morbus, n'est pas sans doute également
digne d'intérêt, et empreint au même degré du
caractère d'une sage et sévère observation. Mais
nous croirions laisser incomplet le mémoire si
important et utile de M. Larrey, si nous n'y
ajoutions l'extrait suivant d'une lettre écrite à
M. le docteur Breschet, par un de ces médecins
que le Comité polonais a envoyés au secours de
ses héroïques compatriotes.

Cette lettre donne sur la physionomie du choléra, sur les lésions cadavériques qu'il laisse
après lui, sur les moyens de traitement qu'il
convient le mieux de lui opposer, des renseigne-
mens d'autant plus précieux qu'ils ont été pui-
sés au fort même de l'épidémie dont l'humanité
s'épouvante, par un des médecins les plus ins-

truits et les plus habiles de la Faculté de Paris.
Le lecteur ne remarquera pas sans intérêt, dans
le récit de notre confrère, que les lésions des
organes intérieurs observées par lui sont telles
que M. Larrey les a indiquées dans son opuscule; et que les médecins instruits de Varsovie,
en rejetant, comme notre célèbre chirurgien
militaire, les moyens empiriques de traitement,
ont reconnu la nécessité d'opposer au choléra
une médecine rationnelle, puisée spécialement
dans la classe des moyens révulsifs.

Mais revenons à M. Gœury du Vivier, auteur
de la lettre à laquelle nous faisons allusion.

Les fatigues excessives, la malpropreté, la
mauvaise nourriture, le séjour et l'entassement des hommes dans des endroits marécageux, enfin tout ce qui est susceptible d'affai-
blir ou d'épuiser les forces, sont autant de circonstances qui ont, suivant lui, *constamment*
favorisé le développement du choléra. Les hommes qui font des excès, qui mangent en grande
quantité de l'oignon cru, ou beaucoup de viandes salées, qui boivent de grandes quantités d'alcool, qui couchent sur la terre humide, sans
précaution et la tête nue, qui restent long-
temps pénétrés par la pluie ou exposés à un so-
leil ardent, sont ceux que cette maladie frappe le
plus spécialement. Quoi qu'en aient dit les mé-

decins contagionistes, rien n'est moins démontré, dans le choléra, que la propriété de se propager par le contact médiat ou immédiat des malades. M. Gœury atteste que soit à l'hôpital de la Garde, à Varsovie, où son service le retenait trois heures chaque jour, soit à l'armée, dans les campemens et les ambulances, partout enfin ses rapports avec les cholériques ont été fréquens, sans qu'il ait éprouvé la plus légère indisposition. Il les a touchés et pris sur les bras, il a couché dans la même chambre avec une vingtaine d'entr'eux, il les a ouverts après la mort, et jamais rien ne lui a fait soupçonner la contagion du choléra par la voie du contact. Il accorde, par conséquent, aux préceptes hygiéniques sévèrement observés, tels que les recommande M. Larrey, la plus grande puissance, tant pour prévenir le choléra que pour arrêter ses ravages, et même pour le faire cesser chez les sujets qui en sont déjà atteints.

Les symptômes du choléra observés par M. Gœury en Pologne sont les suivans : face livide, bleue, froide; yeux enfoncés dans les orbites, exprimant la frayeur; extrémité du nez froide; bouche béante; lèvres couvertes d'un enduit fuligineux; dents jaunes et sèches; langue froide, bleue et amincie, quelquefois tiède et blanche à sa surface, rarement rouge et sè-

che; hoquets fréquens; vomissemens de matières blanches séro-albumineuses, rarement bilieuses; déjections alvines souvent répétées et
peu abondantes. Les matières, blanches ou jaunes, exhalent une odeur acide. Les hoquets, les
vomissemens et les déjections manquent quelquefois.

Le malade éprouve dans tous les membres des
crampes douloureuses, qui se font surtout sen-
tir aux avant-bras et aux mollets, et lui arra-
chent des cris plaintifs. Pendant la durée de ces
crampes, la contraction des muscles est manifeste : ce symptôme ne manque jamais.

La tête est douloureuse; le malade accuse une
sensation de douleur dans tout le trajet du tube
digestif; la sueur qui couvre son corps est froide,
visqueuse, et exhale une odeur fade. Cette sueur
se montre assez souvent chez les sujets qui sont
près de succomber à la suite de violentes douleurs. Les extrémités du corps, telles que les
mains, les pieds, les épaules, le nez, la langue,
le menton, sont froides; les mains et les pieds
présentent des ecchymoses (1); les tégumens de
tout le corps ont une teinte bleuâtre; les ongles
deviennent livides et ternes.

---

(1) Ces ecchymoses nous semblent n'être que des taches
pétéchiales plus ou moins larges. (*Note du rédacteur.*)

L'intelligence reste entière et parfaite jusqu'au dernier moment.

La prostration des forces est tellement grande, que le malade est souvent dans un état de mort apparente. Il ne peut se tenir sur les jambes et se couche volontiers sur le ventre.

Respiration lente, circulation presque nulle aux extrémités, pouls à peine sensible à l'artère brachiale ; mouvemens du cœur convulsifs ; l'oxigénation du sang paraît suspendue.

Fonctions de sécrétion entièrement abolies.

Le traitement mis en usage en Pologne s'est composé d'une foule de médications souvent contradictoires, parmi lesquelles M. Gœury cite les suivantes comme les plus usitées.

Boissons chaudes et sudorifiques ; frictions sèches, pratiquées avec des flanelles, aux extrémités et à la région précordiale ; corps chauds placés aux pieds ; bains chauds ; moxas appliqués à la région épigastrique, à l'abdomen, le long de la colonne vertébrale ; ventouses scarifiées promenées sur les mêmes parties.

Parmi les formules pharmacologiques préconisées par les médecins, on cite les associations du calomélas et de l'opium, et le magister de bismuth uni au sucre.

Aux vomissemens on a opposé la potion de Rivière ; aux déjections alvines, les lavemens amylacés et opiacés; aux crampes, l'infusion de valériane. Le musc, le camphre, le castoréum ont été employés sous différentes formes.

M. le docteur Searle, médecin américain, a acupuncturé le cœur; mais on ne sait pas quel résultat il a obtenu de cette opération.

Enfin, les sangsues à l'abdomen et la saignée générale ont été employées dans la première période du choléra.

Les lésions anatomiques observées sont les suivantes :

Engorgement de tout le système vasculaire; le sang est partout privé de sérosité et caillebotté; les artères sont remplies de sang noir; on y trouve, vingt-quatre heures après la mort, des concrétions albumineuses; le cœur est ordinairement plus volumineux que dans l'état naturel; il contient toujours des concrétions albumineuses lorsqu'on l'ouvre après vingt-quatre heures; si l'ouverture est faite deux heures après, le sang est liquide et veineux. Le cœur fut une fois trouvé vide de sang par M. Sandras, à Nacz-Pold.

Les poumons sont sains, exsangues; il existe quelquefois de la rubéfaction aux bronches.

La moelle épinière n'est pas ramollie; quelquefois même elle semble offrir de l'endurcissement. La sérosité est parfois plus abondante que de coutume dans les ventricules latéraux de l'encéphale. Dans une autopsie faite par M. Sandras, on trouva une grande quantité de sérosité entre les deux lames de l'arachnoïde, et la substance cérébrale était pénétrée de sang noir.

Les muscles persistent dans un état violent de rigidité; quelque temps après la mort, ils semblent encore se contracter chez certains sujets.

Le foie est volumineux et renferme beaucoup de sang; la vésicule biliaire est distendue par la bile; la rate, non plus que les reins, ne présentent rien de particulier; la vessie est contractée et vide d'urine.

La membrane muqueuse de l'estomac est souvent ramollie et comme pultacée; on la trouve quelquefois injectée de sang.

Le duodénum est plus souvent que l'estomac pénétré de cette injection sanguine; M. Gœury y a trouvé une fois une invagination.

La surface interne de l'intestin grêle est quelquefois ramollie; cet organe renferme souvent une matière blanchâtre, séro-albumineuse, de même nature que celle que rendent les malades par les vomissemens ou les déjections alvines. On rencontre souvent des invaginations dans cette partie du canal alimentaire.

On a rencontré également, quoiqu'avec moins de fréquence, des invaginations dans le gros intestin; il y a existé des injections et souvent du ramollissement.

Ces données anatomico-pathologiques laissent encore beaucoup à désirer ; il est surtout urgent de mettre le traitement en harmonie avec elles, et d'établir, d'après l'observation et les faits, une méthode thérapeutique que sanctionne l'expérience et qui satisfasse pleinement la raison. C'est au temps et aux travaux de nos généreux confrères à combler ces lacunes et à remplir les vœux de la science. Nous publierons avec empressement dans le *Recueil des mémoires de médecine, de chirurgie et de pharmacie militaires* les rapports que ne manquera pas d'adresser à M. le Maréchal ministre de la guerre la Commission d'officiers de santé militaires qu'il a envoyée en Pologne, et dont les premières investigations laissent entrevoir d'importans résultats.

Lettre de M. Kittinger, *chirurgien en chef de l'hôpital militaire, à Bordeaux.*

Bordeaux, 23 septembre 1831.

« J'ai eu quelquefois l'occasion d'observer le choléra-morbus dans un climat très chaud, je veux parler du royaume de Naples, que j'ai habité avec l'armée pendant six ans. M'étant ressou-

venu d'un moyen énergique recommandé par
le docteur Noël, qui l'avait employé avec succès
lorsque le choléra asiatique sévissait avec fureur
sur l'armée d'expédition dont il était le chirurgien en chef, au moment du débarquement à
la côte de Coromandel, en 1781, je l'ai mis en
pratique dans le choléra indigène : c'est l'ammoniaque donnée intérieurement, d'abord à la dose
de trente-six gouttes dans une forte infusion de
mélisse édulcorée avec suffisante quantité de
sucre. De deux en deux heures, on fait prendre à
chaque malade dix gouttes seulement d'ammoniaque dans le même véhicule. De la troisième à
la quatrième dose, tous les symptômes alarmans
étaient dissipés; les vomissemens sont de suite
moins fréquens; les coliques et l'ardeur brûlante du canal alimentaire et les crampes se cal-
ment sensiblement dès les premières doses; le
pouls se ranime et les malades ne tardent pas à
tomber dans un repos agréable et tranquille.
On est rarement obligé de porter l'usage de ce
médicament à la septième prise; les boissons
diluantes mucilagineuses tièdes terminent la
curation.

» Le docteur Noël, dans son rapport, dit que
c'est après avoir employé sans succès le traitement recommandé par les plus grands prati-
ciens, et que les malades n'en mouraient pas

moins, comme s'ils eussent été abandonnés sans le moindre secours, qu'il eut recours à l'ammoniaque, qui fut d'un tel succès, que du moment où elle fut employée, il ne perdit plus un seul malade, quoique la maladie régnât encore pendant dix à onze jours avec la même intensité que dans son principe.

» C'était bien le choléra-morbus asiatique véritable qui régnait alors à la côte de Coromandel; et ce qui confirme l'efficacité de l'ammoniaque dans cette maladie, c'est que le docteur Rochard, alors médecin en chef de l'armée, et se trouvant prisonnier de guerre à Tranguebar, assura à son collègue, à son retour au quartier général, qu'il avait mis en usage l'ammoniaque à l'hôpital de l'Ile-de-France dans les mêmes circonstances, et qu'elle lui avait parfaitement réussi.

» L'ammoniaque étant une substance des plus propres à répandre à la superficie les forces trop concentrées à l'épigastre, et à détruire les spasmes qui sont la suite nécessaire de cette concentration, possédant en outre la propriété de soutenir le ton du système, on ne doit pas s'étonner des heureux effets qu'ont su en obtenir ces deux estimables médecins, que j'ai eu l'avantage de connaître lorsqu'ils étaient tous deux professeurs à l'école de médecine de Strasbourg.

» J'ai eu à me féliciter d'avoir suivi leur avis dans les cas de choléra que j'ai observés dans les Calabres, en 1810, lorsque notre armée, dont j'étais alors le chirurgien en chef, vint camper en face de la Sicile, pendant les trois mois les plus chauds de l'année. »